Männliches Flirtverhalten in der Online-Dating-Welt
- Leidensbericht und Ratgeber -

Herstellung und Verlag:
BoD - Books on Demand, Norderstedt
ISBN 978-3-7392-2897-6

Inhaltsverzeichnis:

Vorwort		Seite 3
Kapitel I:	Arten des Online-Kontakts	Seite 6
	Online-Singlebörse	Seite 6
	Chat-Seiten	Seite 9
	Das Profil	Seite 12
	Der Begrüßungstext	Seite 15
	Das Foto	Seite 16
	Der Nickname	Seite 27
Kapitel II:	Beuteschema	Seite 28
	Bestandsaufnahme	Seite 29
Kapitel III:	Zusammenfassung Don'ts	Seite 30
	Zusammenfassung Do's	Seite 31

Vorwort

Dies ist kein Ratgeber im eigentlichen Sinn. Viel mehr ist dies eine Niederschrift meiner Gedanken zum Thema „Männliches Flirtverhalten in der Online-Dating-Welt". Sollte einer meiner „Tipps" nicht den Erfolg bringen, den ihr euch erhofft, nicht böse sein. Jeder Mensch ist anders und jeder hat seine eigenen Ansichten.

Die Idee zu diesem Buch kam mir durch meine eigenen Erfahrungen mit Männern in der Online-Dating-Welt.

Inzwischen ist es ja so, dass man sich nicht mehr ausschließlich „in freier Wildbahn" kennenlernt. Vielmehr bahnen sich die meisten Kontakte tatsächlich online an. Die Möglichkeiten des Kennenlernens im WWW sind ja geradezu unerschöpflich, sei es ein Chat, eine Online-Singlebörse oder sonstiges.

Es ist ja an sich auch einfacher, jemanden in der schützenden Anonymität des Netzes kennenzulernen, als im Real Life. Erhält man einen Korb, wird es bei weitem nicht so schlimm empfunden, wie in der Realität. Schließlich ist es ja nur online. Nicht real. Man steht sich nicht gegenüber, sieht sich nicht live und... das wichtigste... es ist einem weniger peinlich.

Und gerade diese herabgesetzte Peinlichkeitsschwelle durch die vermeintlich schützende Anonymität des Internets verleitet anscheinend ab und an zu geistigem Dünnpfiff. Wie sonst könnte man viele der „extrem krassen voll genialen" Profile im World Wide Web sonst bezeichnen?

Wie im realen Leben auch, gibt es im Netz die verschiedensten Arten des „starken Geschlechts". Leider sind die wirklich netten und normalen Kerle oft nur schwer zu finden, so dass Frau sich, bevor sie ihren Mr. Right findet, durch einen wahren Dschungel an Möchtegern-Alphamännchen mit narzisstischen Grundzügen und rigoroser Selbstüberschätzung, Über-Softies mit Extra-Weichspülung, Fuß-Fetischisten mit Orientierungsproblemen usw. kämpfen muss.

Aus dem Online-Dating-Leidensweg der Autorin:

Es ist schon viele Jahre her, als ich mich über eine Online-Dating-Seite mit einem Mann verabredete. Wir hatten schon einige Zeit geschrieben, bevor wir uns verabredeten. Er war 38 und gab sich als weltoffener, humorvoller, erwachsener Mann, der mit beiden Beinen im Leben steht. Nichts deutete darauf hin, was dann kam.

Schauplatz unseres Dates sollte ein Kino sein. Nicht gerade der ideale Ort, um sich kennenzulernen, aber da wir davor noch auf einen Drink gehen wollten, war es in Ordnung.

Ich komme am Kino an, gehe rein und da steht er. Bild und reale Erscheinung passen schon mal zusammen. Er lächelt mich an, wirkt ganz normal. Erleichterung macht sich bei mir breit. Kein Fake-Profil, keine falschen Angaben bzgl. Aussehen. Schon mal sehr gut. Ich war gespannt, ob er wirklich so ist, wie ich es durch den bisherigen Online-Kontakt vermutete.

Er hatte die Kinokarten schon besorgt. Wedelte damit stolz vor meiner Nase rum. Film und Zeit passten... aber... Reihe 1??? Schon beim Gedanken daran bekam ich Genickstarre. Aber ok... wir werden sehen.

Wir gingen in die zum Kino gehörende Bar, fanden ein gemütliches Plätzchen, bestellten unsere Getränke und redeten. Zumindest 2-3 Minuten... auf einmal sprang er auf... und brachte stotternd hervor, dass er auf die Toilette müsse. Ähm... ok... kein Grund zu stottern, dachte ich mir. Es vergingen 5 Minuten... 10 Minuten... ob ich einen Suchtrupp losschicken sollte?

Endlich kam er zurück. Aber... wieso steht er vor dem Tisch rum und setzt sich nicht? Er sieht mich nicht mal an. Schaut zum Tisch, zum Fenster, auf seine Hände... und fängt an zu reden:
„Ich... also... ähm... ich muss weg" bringt er nach ca. 1 Minute des herumstehens heraus.
Ok... Ich frage ihn, warum er denn weg muss. „Ja weil... weil.... ähm... Ich muss weg weil... äh..."

Plötzlich durchfährt ihn ein Geistesblitz „Weil meine Oma im Krankenhaus liegt! Die muss ich besuchen. Jetzt gleich" sagt er und stürmt davon.

Ich war so überrascht, dass ich erst als die Bedienung zum abkassieren kam aus meiner Verwunderungserstarrung rauskam und realisierte, dass er a) wirklich weg war und b) sein Getränk nicht bezahlt hatte. Ich zahlte also... wohl oder übel... für uns beide und ging nach Hause.

Zu Hause angekommen dachte ich immer noch über dieses Date nach. Was sollte das?

Am nächsten Tag kam eine SMS von ihm. „Es tut mir leid. Ich habe gemerkt, ich kann mich noch nicht mit Frauen treffen".

Kapitel I:

Arten des Online-Kontakts

Online-Singlebörsen und Chats.

Online-Singlebörsen

Unterschied Single-Börsen und Partner-Börsen

In der Online-Dating-Branche ist eine Unterscheidung nach Ausrichtung hinsichtlich des Alters, der Intention der Nutzer und der Möglichkeiten der Suche üblich. Im Gegensatz zu den Partnerbörsen steht bei Singlebörsen der lockere Kontakt und Flirt im Vordergrund, die Suche ist meistens nach Kriterien wie Alter, Wohnort und weiteren Parametern frei wählbar und das Durchschnittsalter deutlich jünger als bei Partnerbörsen.[1] Bei Partnerbörsen ist die Suche nicht frei wählbar, sondern Kontakte werden meistens auf Basis eines psychologischen Testes und interner Algorithmen vorgeschlagen. Partnerbörsen liegen zudem preislich auf einem höheren Niveau

Quelle: Wikipedia.de

Wir Frauen haben es ja, was Online-Singlebörsen angeht etwas leichter. Zumindest finanziell. Gibt es doch für uns Frauen viel mehr kostenlose Möglichkeiten als für Männer. Nicht fair, aber es ist nun mal so.

Nun muss Mann sich entscheiden:
Investiert man in seine Online-Suche oder nicht.

Möglichkeit A:

Man investiert und bezahlt brav seinen Mitgliedsbeitrag für die Premium-Mitgliedschaft.

Möglichkeit B:

Man investiert nicht und gibt sich mit der kostenlosen Basis-Mitgliedschaft zufrieden, bei welcher jedoch eine eigenständige Kontaktaufnahme durch den Mann nicht möglich ist.

Wie die Erfolgsaussichten der beiden Möglichkeiten aussehen, was die weibliche Allgemeinheit angeht, kann ich nicht beurteilen. Aus meiner eigenen Sicht würde ich jedem Mann jedoch Möglichkeit A empfehlen.

Denn, Frau möchte angesprochen werden. Frau möchte umworben werden. Frau möchte wertgeschätzt werden. Auch online.

Vielleicht ist das ein etwas veraltetes Weltbild. Vielleicht ist es unemanzipiert. Aber hey, na und? Du willst mich kennenlernen? Dann mach etwas dafür. Dann investiere etwas dafür. Wenn es sein muss, auch Geld.

Bevor hier jemand auf falsche Gedanken kommt: Ich bin weder geldgeil noch käuflich noch sonst irgend etwas in diese Richtung. Aber: Man(n) meldet sich bei einer Online-Singlebörse an. Dass dies für den Mann nicht kostenlos ist, merkt dieser bereits während des Registrierungsvorgangs. Mann meldet sich an, kann sich die Profile der Damenwelt anschauen... und das war's. Kontaktaufnahme: kostenpflichtig.

Wären wir in „freier Wildbahn" unterwegs und Du würdest mich in einer Bar oder einem Café ansprechen, würdest Du mir Getränk ausgeben. Wieso also nicht auch ins Online-Dating etwas investieren?

Das ist kein Anspruchsdenken, aber ihr wolltet doch wissen, wie (nicht alle, aber sicherlich viele) Frauen denken. Und vielleicht auch, was eure Erfolgschancen erhöht. Bitteschön. Die vielleicht nicht angenehme, aber schonungslose Wahrheit. Ihr müsst investieren. Das schwere Los eines Mannes. Er muss investieren. In Spendier-Getränke, in Premium-Beiträge usw.

Hat Mann sich für Möglichkeit A entschieden und investiert in einen Premium-Beitrag, hat er den ersten Schritt zu einem Date schon gemeistert. Gratuliere.

Chat-Seiten

Chat
Chat (von englisch *to chat* [tʃæt] ‚plaudern', ‚sich unterhalten'; auch Online-Chat) bezeichnet die elektronische Kommunikation in Echtzeit, meist über das Internet.

Quelle: Wikipedia.de

Chatiquette
Zu beachten ist die Chatiquette. Hierbei handelt es sich um spezielle Regeln für die Umgangsformen in einem Chat. Um Missverständnisse aufgrund der fehlenden visuellen Kommunikation zwischen den Teilnehmern zu vermeiden, sollten diese Regeln eingehalten werden.

Quelle: Wikipedia.de

Kommunikation im Chat
Die Kommunikation im Chat findet fast zeitgleich (*synchron*) statt und nicht über eine lange Zeit versetzt (*asynchron*), wie z. B. in der E-Mail-Kommunikation. Die teilnehmenden Chatter tippen ihre Gesprächsbeiträge in ein Eingabefeld und schicken sie durch eine Eingabe ab. Ab dem Zeitpunkt seiner Zustellung an die Adressatenrechner ist der Beitrag für alle im selben Chatraum präsenten Chat-Beteiligten fast sofort sichtbar; bis zum Zeitpunkt seiner Verschickung ist bei den meisten Chat-Systemen aber die Aktivität des Tippens für die Partner ersichtlich. Ferner können sich Beiträge überlappen. Wegen der kommunikativen Rahmenbedingungen ist trotz der *synchronen* Präsenz der Kommunikationsbeteiligten vor ihren Rechnern keine *simultane* Verarbeitung von Verhaltensäußerungen zur Laufzeit ihrer Hervorbringung möglich; in diesem Punkt unterscheidet sich die Chat-Kommunikation ganz erheblich vom mündlichen Gespräch (vgl. z. B. Beißwenger 2007). Die Kommunikation im Chat teilt somit – trotz ihrer medial schriftlichen Realisierung – mehr Merkmale mit dem mündlichen Gespräch als mit Texten, ihre charakteristischen Unterschiede zum mündlichen Gespräch bestehen aber in mehr als lediglich der Tatsache, dass Chat-Beiträge im Gegensatz zu Gesprächsbeiträgen getippt werden.

Quelle: Wikipedia.de

Sprache im Chat
Im Chat steht eine korrekte Verwendung der Sprache auf syntaktischer und orthographischer Ebene nicht im Vordergrund. Anakoluthe (Konstruktionsbrüche), Aposiopesen (Satzbrüche) sowie umgangssprachliche Kontraktionen, Ellipsen, Interjektionen, dialektale und soziolektale Ausdrücke verleihen der Sprache im Chat einen Slang-Charakter. Tippfehler und grammatikalische Fehler sind häufig, Satzzeichen spielen fast keine Rolle, und oft wird konsequent klein geschrieben. „Das Ökonomieprinzip steht [...] eindeutig als Maxime der Äußerungsproduktion im Vordergrund." (Geers 1999, 5). Die fehlenden parasprachlichen Mittel werden durch Emoticons (z. B. :-), ;-) oder :-o) und Akronyme (z. B. lol = laugh(ing) out loud; dt. „Lautes Lachen") oder Abkürzungen ersetzt.

Quelle: Wikipedia.de

Auch bei den meisten Chat-Seiten erstellt ihr euch ein Profil. Natürlich auch mit Foto und allem drum und dran. Dabei ist im Allgemeinen das Gleiche zu beachten, wie bei einem Profil für eine Single-Börse.

Während des Chats wird viel geschrieben. Klar, das ist der Sinn der Sache. Was man dabei oft zu lesen bekommt, grenzt oft schon an linguistische Körperverletzung.

Ganz abgesehen davon, dass man die deutsche Rechtschreibung beherrschen sollte (keine Angst, kleine Tippfehler passieren jedem mal), sollte es sich doch um normale deutsche Sprache und nicht um Babysprache oder gar Checker-Slang handeln.

Weder eine Verniedlichung der Wörter (Hallöchen, Häuschen, Couchi, Autolein etc.) noch ein vermeintlich cooles Gehabe (Ey Alter, was geht... Voll krass... Echt fett...) kommt sympathisch rüber. Vielmehr schrecken solche Verbalentgleisungen die normalen Vertreterinnen des weiblichen Geschlechts eher ab. Dann noch einen einigermaßen guten Eindruck zu hinterlassen grenzt an Unmöglichkeit.

Aus dem Online-Dating-Leidensweg der Autorin:

Vor einiger Zeit lernte ich einen netten Mann über eine Online-Singlebörse kennen. Er war Anfang 40, gut situiert, guter Job, sein Leben im Griff. Also allem Anschein nach eine gute Partie.

Man schrieb viele Wochen über die Dating-Site und irgendwann verabredete man sich zu einem Video-Date. Schließlich wollten beide sehen, mit wem man es zu tun hat. Aufgrund beiderseitiger schlechter Erfahrungen mit Blind-Dates schien uns ein Video-Date vorab als gute Idee.

Wider Erwarten war ich doch etwas nervös. Aber was sollte schon passieren, der schriftliche Kontakt war mehr als angenehm gewesen. Er beherrschte die deutsche Rechtschreibung und wusste sich charmant und gekonnt auszudrucken.

Der Videoanruf kam, die Kamera sprang an. Man war sich sympathisch und das Gespräch vertiefte sich.

Doch schon nach kurzer Zeit passierte es. Er tat es! Er verniedlichte! Er habe Durst und würde sich schnell „Trinki-Trinki" holen.

Da dachte ich noch, ich hätte mich verhört und hoffte auf einen einmaligen Ausrutscher. Spätestens am Ende des Gesprächs wusste ich, ich hatte es mit einem hartnäckigen Verniedlicher zu tun, der sich während des Video-Chats gern auf sein „Couchi" legte, „Trinki-Trinki" holte, „aufs Töpfchen" ging und, wenn es spät wurde, „ins Betti" geht und „schlafi-schlafi" machte.
Ein Bild, was für mich einfach nicht stimmig war. Ein erwachsener Mann, leitende Position im Job, sitzt mit sauber gebügeltem Hemd und Sakko da und macht „trinki-trinki" und geht „schlafi-schlafi".

Für mich persönlich ein No-Go für ein Gespräch unter Erwachsenen. Und alles andere als männlich.

Da gab es für mich nur eins zu sagen: Nachti und auf Nimmer-Wiedersehen.

Das Profil

Egal ob auf Chat-Seiten oder bei Online-Singlebörsen, auf sein Profil sollte man ein gewisses Augenmerk richten.

Nach dem Profil-Foto, welches dem Besucher sofort ins Auge springt, ist ein aussagekräftiges Profil das wichtigste.

Man muss nicht alles von sich preisgeben, aber was man eingibt, sollte ehrlich sein. Vor allem, wenn man mit diesem Profil Leute kennenlernen und Dates finden möchte.

Ja, ich gebe es zu, auch ich habe es schon über Online-Singlebörsen versucht. Das Ergebnis? Ernüchternd. Ok... man könnte es auch beängstigend nennen. Oder belustigend.

Allein schon bei den Profilangaben gibt es, egal wo... glaubt man den Daten, welche die Profilersteller eingeben... fast ausschließlich gut verdienende, durchtrainierte Erfolgstypen, welche schwere literarische Kost bevorzugen und die als liebste Sportart Bettsport ausüben.

Ok, niemand will sich schlechter machen, als er wirklich ist. Das verstehe ich. Aber was ist mit Ehrlichkeit? Nur weil man seine wahre Körpergröße, sein richtiges Gewicht etc eingibt, verschlechtert man sich doch nicht. Vielmehr erspart man sich damit selbst Enttäuschungen.

Aus dem Online-Dating-Leidensweg der Autorin:

Nehmen wir als Beispiel das Profil von X aus Y.
Laut eigenen Angaben 1,79 m groß, durchtrainiert, belesen, tierlieb und kochbegabt.

Bei einem Treffen fällt auf... durchtrainiert ist was anderes. Er hatte mehr mit dem Handtuch nach dem Training gemein, als mit jemanden, der regelmäßig Sport macht.

Und was die Körpergröße anging: 1,79 m? Wo?
Der Typ war nicht viel größer als ich. Womit ihm um die 15 – 19 cm zur von ihm im Profil angegebenen Größe fehlten.
Na gut, ich machte gute Miene zum bösen Spiel. Vielleicht wird's ja doch ein nettes Date.

Doch spätestens bei „Hey Babe, was geht ab?", (wobei ich mir „mindestens 10 Kilo Gewicht und 15 cm Körpergröße" als Antwort echt schwer vernkeifen musste) war es auch mit der Hoffnung auf ein angenehmes Date vorbei.

Der erste „Hey Babe"-Eindruck blieb und wurde auch durch diverse „Hey jo Alda"-Rufe zu diversen Bekannten nicht verbessert. Immer wieder wunderte ich mich, wo denn der Typ vom Profil geblieben ist.

Was folgte? Enttäuschung. Auf beiden Seiten.
Bei mir, weil ich live nicht das sah, was mir vom Online-Profil gezeigt wurde. Bei ihm, weil ich zwar nicht auf dem Absatz kehrt machte, ein Wiedersehen jedoch ausschloss.

Und jetzt versteht mich bitte nicht falsch. Das liegt nicht nur am Äußeren. Ich achte nicht nur auf Äußerlichkeiten. Es ist ja auch des Öfteren so, dass sich ein Mensch, den man äußerlich nicht anziehend findet, doch als so charmant, liebevoll und toll herausstellt, dass es absolut egal ist, ob es der „äußere Traummann" ist.

Aber:
Den Gegenüber schon beim ersten Date beim lügen zu ertappen... das geht mal gar nicht. Wo soll das hinführen, wenn schon vor dem ersten Treffen gelogen wurde? Und das noch dazu bei den Basics.

Und aus anderem Blickwinkel betrachtet:
Warum muss jemand bei seinem Profil lügen? Warum etwas vorgeben, was er nicht ist? Weil er mit sich selbst nicht zufrieden ist? Weil er kein Selbstbewusstsein hat? Oder weil es ihm gar nicht um etwas Ernsthaftes, sondern schlichtweg um Spaß (in welchem Sinne auch immer) geht?

Ihr seht, egal wie man es betrachtet, es gibt keine positiven Seiten an unwahren Angaben im Profil.

Der Begrüßungstext

Bei vielen Online-Dating-Portalen hat man die Möglichkeit, im Profil einen Begrüßungstext einzurichten. Sei es als oberster Absatz im Profil direkt oder als Einfügung auf bzw. neben dem Profilfoto in der Profilübersicht. Das ist von Portal zu Portal unterschiedlich.

Mein erster Tipp hierzu: Nutzt es!

Mit dem Begrüßungstext habt ihr die Möglichkeit, neugierig zu machen. Der Leserin ein Lächeln zu entlocken. Was auch immer ihr wollt.

Mein nächster Tipp: Kein Allerweltstext wie „Hallo, ich (43) suche Sie zum Kennenlernen.
Da sag ich nur: Gähn... und klicke weiter.

Ich persönlich mag witzige Texte. Oder etwas, das zum Nachdenken anregt. Oder indem ich mich wiederfinde. Einfach etwas anderes. Etwas, das nicht in eurem restlichen Profil steht. Dabei müsst ihr natürlich nicht erzwungen witzig sein. Nehmt doch am besten einfach das, was euch spontan einfällt. Es muss auch einfach zu euch passen, euch widerspiegeln oder einfach nur irgend eine Verbindung zu euch haben, sei es eure Einstellung, eure Vorlieben, Favoriten etc.

Das Foto

Gerade was Fotos in den Online-Singlebörsen und auf Chat-Seiten angeht, gibt es ein wahres Füllhorn an Kuriositäten zu bewundern, welches von diversen Selfies, über Fotos mit Tieren und Kindern, weiter über Nahaufnahmen diverser Körperteile bis hin zu richtigen Posing-Fotos geht. Der Fantasie sind keine Grenzen gesetzt... in manchen Fällen muss man sagen: Leider.

Dabei ist es doch gar nicht so schwer, ein anschauliches Foto von sich selbst einzustellen. Vor allem, da das Foto in einem Online-Profil den ersten Eindruck darstellt. Denn, seien wir mal ehrlich, niemand liest sich erst das Profil durch und schaut dann aufs Foto.

Und wie man bereits in der Zeitung „Die Welt" lesen konnte:
Das Gehirn braucht nur eine Zehntelsekunde, um ein Urteil über einen Unbekannten zu fällen.

Eine Zehntelsekunde... so ein kurzer Augenblick... und er entscheidet doch über Sympathie oder Antipathie. Darüber, ob wir das Profil genauer ansehen, es durchlesen, eine Kontaktaufnahme zulassen.

Daher der Merksatz des Tages: Ein gutes Foto ist das A und O in jedem Online-Singlebörsen-Profil.

Auf den folgenden Seiten erläutere ich ein paar Profil-Foto-Arten, welche mir im Netz schon begegnet sind und versuche, ein paar mehr oder weniger hilfreiche Tipps dazu zu geben.

Das Selfie

Ein Selfie kennt sicher jeder. Man nehme ein Smartphone (wegen der darin integrierten Kamera), strecke den Arm (ob den linken oder rechten ist dabei egal) weit von sich. Das Handy sollte man in der Hand des ausgestreckten Arms halten. Dann werfe man sich in Pose, setze sein strahlendstes Lächeln... oder wahlweise dümmstes Gesicht... auf und betätige den Auslöser. Und schwupps... hat man ein Selfie.

An sich finde ich Selfies witzig und bei einem Online-Singlebörsen-Profil auch passend. Es zeigt einfach einen kurzen Ausschnitt aus dem hier und jetzt des Kandidaten und zeigt auch ein wenig davon, wie derjenige welche sich selbst sieht bzw. gesehen werden möchte. Von daher sind Selfies ein recht interessantes Phänomen der heutigen Zeit. Mode-Erscheinung hin oder her.

Gut gemacht und zumindest ein klein wenig durchdacht sollte ein Selfie jedoch trotzdem sein.

Auf jeden Fall bitte kein Duck-Face. Sind diese Schmolllippen-hach-bin-ich-nicht-sexy-Gesichter bei Frauen schon peinlich, so sind sie es bei Männern noch viel mehr. Ein absolutes No-Go auf Männerfotos!

Auch Selfies von oben oder von unten geschossen sollte man(n) sein lassen. Von unten: Doppelkinn lässt grüßen. Von oben: hat da jemand etwas zu kaschieren?

Frontal von vorne? Ist eine Möglichkeit. Vielleicht nicht für jeden die Beste, aber immerhin besser als die eben erwähnten Beispiele.

Noch zu erwähnen wäre der Selfie-Stick. Für all jene, die dieses Teil noch nicht kennen: Ein Selfie-Stick ist eine Stange, oft auch teleskopierbar, die man als Armverlängerung betrachten könnte. Der Auslöser befindet sich meist im Griff der Stange. Mit dem Selfie-Stick erreicht man einen größeren Bildwinkel. Man selbst „klebt" nicht so nah an der Linse, ist also weiter entfernt. Man bekommt so mehr von sich auf das Foto als nur das Gesicht. Und zudem ist auch etwas mehr von der Umgebung zu erkennen. Alles in allem ein echt praktisches Teil, so ein Selfie-Stick.

Kinder mit auf dem Foto

Ihr habt Kinder? Schön! Ihr seid stolz auf euren Nachwuchs? Sehr gut. Aber bitte, veröffentlicht euren Nachwuchs nicht leichtsinnig im Internet. Weder auf euren Profil-Fotos noch sonst irgendwo. Auch eure Kinder haben ein Recht auf Privatsphäre!

Wer weiß, wo die Fotos aus der Online-Singlebörse noch überall zu finden sind oder was andere Nutzer der Singlebörse damit machen. Ich will niemandem etwas unterstellen, schon gleich keine Straftat, aber man weiß ja, wie viele Fake-Profile im Netz unterwegs sind und irgendwo her müssen deren Fotos ja kommen. Und auch sonst gibt es noch ein Vielfaches an Gründen, weshalb ihr nicht leichtfertig Bilder eurer Kinder ins Netz stellen solltet.

Von daher: Lasst die Finger von Fotos mit euren Kindern.

Tiere mit auf dem Bild

So sehr ihr euer Haustier oder auch Tiere allgemein liebt, auf dem Profil-Bild einer Single-Börse haben Tiere nichts zu suchen.

Es geht dabei um euch, nicht um die Tiere. Ihr wollt sozusagen euch „verkaufen", nicht euer Haustier. Und dass ihr tierlieb seid, könnt ihr in euer Profil schreiben oder bei einem späteren Kontakt erzählen. Ein Foto mit eurem geliebten Vierbeiner oder von einem Zoobesuch sieht zwar nett aus, ist aber wohl mehr etwas fürs private Fotoalbum.

Fragt euch selbst, was wollt ihr mit dem Tier auf dem Foto erreichen? Glaubt ihr, ihr bekommt damit mehr Profil-Besucherinnnen?

Ich persönlich schaue mir Fotos mit Tieren drauf gar nicht erst genauer an. Warum auch. Von euch sieht man weniger, da ja entweder ein Tier an eurer Seite ist oder das Foto aus der Ferne aufgenommen wurde, als ihr im Zoo vor einem Gehege posiert habt. Also in beiden Fällen: uninteressant.

Ich mag Tiere sehr, habe selbst auch welche, aber auf Dating-Seiten suche ich nach Menschen, nicht nach Tieren. Und so geht es wohl auch vielen anderen.

Von daher, lasst die Tierfotos im Ordner und beschränkt euch auf Fotos mit euch allein als Motiv.

Weitere Personen mit auf dem Bild

Ihr habt ein tolles Foto von euch, aber es befinden sich noch weitere Personen mit darauf? Dann habt ihr mehrere Möglichkeiten:

1. Das Foto so zuschneiden, dass nur ihr zu sehen seid.
2. Die anderen Personen schwärzen, so dass sie nicht zu erkennen sind.
3. Das Foto verwenden, wie es ist.

Möglichkeit 1 ist natürlich die beste. Schließlich geht es auf eurem Flirt-Profil nur um euch, nicht um eure Freunde, Bekannte oder gar Ex-Freundinnen.

Möglichkeit 2 bietet sich auch an, sieht aber bescheiden aus.

Möglichkeit 3 kann man machen, aber man sollte dabei das <u>Recht am eigenen Bild, Bildnisrecht und das allgemeine Persönlichkeitsrecht</u> beachten. Denn ist die mit auf dem Foto zu sehende Person nicht mit der Veröffentlichung des Fotos im Internet einverstanden, kann es Ärger geben.

Daher am besten ausschließlich Fotos von sich alleine ins Netz stellen oder, solltet ihr unbedingt dieses eine tolle Foto mit euch und euren Freunden einstellen wollen, fragt die auf dem Foto sichtbaren Personen um Erlaubnis.

Ausrichtung

Die Ausrichtung des Fotos ist auch zu beachten. Schließlich wollt ihr potentiellen Kandidatinnen doch keine Nackenschmerzen bescheren, indem sie den Kopf zur Seite legen müssen, um eure Fotos betrachten zu können.

Also: Vor dem Einstellen, Fotos drehen, so dass sie normal betrachtet werden können.

Posing

Ihr habt das Glück, dass ein Freund euch bei der Erstellung eurer Profil-Fotos hilft und euch fotografiert? Sehr gut!

Aber auch das Posing für das Foto hat so seine Tücken. Egal ob euch jemand fotografiert oder ihr euch selbst als Selfie oder über den Spiegel.

Oberkörperfrei die Muskeln spielen lassen? Sehr gern, aber bitte nur, wenn ihr den Körper dazu habt.

Bierernst in die Kamera schauen? Das könnt ihr sicher besser. Ein Lächeln tut nicht weh.

Irgendwelche lustigen oder coolen Posen? Sehr gern, wenn sie eine Momentaufnahme sind. Gestellt witzige oder coole Posen verfehlen ihre Wirkung und wirken dann doch einfach nur gezwungen oder peinlich.

Ihr wollt ein Passfoto oder Bewerbungsfoto verwenden? Könnt ihr, nur bitte lasst es kein biometrisches Foto sein. Diese mögen für Personalausweis oder Reisepass sehr nützlich sein, einen sympathischen ersten Eindruck macht ihr damit weniger.

Der Ort des Geschehens

Auch was den Ort des Geschehens angeht, solltet ihr ein Auge darauf haben. Ihr sucht eine Partnerin, auch wenn ihr auf dem Foto noch so gut ausseht und sympathisch rüberkommt, wurde es in einer Strip-Bar aufgenommen, ist das ganze wohl eher kontraproduktiv.

Egal ob das Foto euch in euren eigenen vier Wänden oder in einer fremden Wohnung zeigt, achtet darauf, dass der Hintergrund ordentlich ist und kein Chaos herrscht, keine Dreckwäsche rumliegt oder die Reste der Party der letzten Nacht darauf zu sehen sind. Wer auch immer das Foto sieht, weiß nicht, ob es eure eigene oder eine fremde Wohnung ist. Und der Betrachter weiß auch nicht, ob der Zustand der Wohnung bei euch Dauerzustand oder Ausnahmefall ist.

Ihr posiert aufreizend im Schlafzimmer? Denkt bitte an das Kopfkino der Betrachterinnen. Passt euer Schlafzimmer zu dem, was ihr beim Betrachten des Fotos auslösen wollt? Nein? Dann lasst das mit dem Schlafzimmerfoto lieber bleiben und zeigt eure Liebeshöhle erst, wenn es soweit ist. So bleibt dem Date keine Zeit zum Analysieren und bewerten eures Schlafgemachs.

Das ist es! Eurer Foto, auf dem ihr euch so gut gefallt. Genau dieses Foto wollt ihr in euer Flirt-Profil einbinden. Schick in Anzug und Krawatte in eurem Büro? Warum nicht. Nur achtet auch dabei bitte auf andere Personen auf dem Foto (siehe oben) und vor allem auch darauf, dass auf dem Foto keine Firmeninterna zu sehen sind.

Kleider machen Leute - auch online

Ihr wollt mit eurem Flirt-Profil punkten, seriös und zuverlässig wirken? Dann ist ein Foto im Jogginganzug oder mit weißem Feinripp-Unterhemd vielleicht nicht ganz das richtige.

Handelt es sich nur um ein Foto vom Oberkörper, ist es natürlich egal, was ihr untenrum tragt. Doch bei einem Ganzkörperbild solltet ihr auf den Gesamteindruck achten.

Eines dürft ihr nicht vergessen: Beim Betrachten eines Fotos hat man Zeit. Zeit es genau anzusehen, zu analysieren, nach positivem und negativem zu suchen.

Es muss nicht unbedingt Anzug und Krawatte sein, jedoch sollte eure Kleidung doch sauber und ordentlich sein. Jedoch solltet ihr euch auch nicht verkleiden. Ihr seid eher der Jeans und T-Shirt-Typ? Dann zwängt euch nicht in einen Anzug, nur weil ihr denkt, das wirkt besser.

Ungewohnte oder gar unbequeme Kleidung wirkt sich auf eure Ausstrahlung aus. Live sowie auf Fotos. Was hilft ein tolles Bild in einem schicken Anzug, wenn man genau erkennt, dass ihr euch im edlen Zwirn nicht wohl fühlt?

Was bei diesem Punkt auch zu erwähnen ist, sind Sonnenbrillen. Sie sehen cool und lässig aus. Da ist was wahres dran. Aber das auch nur, wenn der Ort dazu passt. Ihr wart im freien im strahlenden Sonnenschein, als das Bild aufgenommen wurde? Prima, da passt die Sonnenbrille. Aber Sonnenbrille in geschlossenen Räumen ist einfach nur peinlich.

Und sollte es sich um eine Nahaufnahme von eurem Gesicht handeln stellt sich die Frage, was wollt ihr damit bezwecken? Versteckt ihr doch damit das ausdrucksstärkste Detail eures Gesichts: eure Augen.

Natürlich richtet sich euer Outfit sicherlich auch nach der Jahreszeit. Jedoch sollte ein Profil mehr zeigen, als euch nur im Ski-Anzug. Abwechslung ist das Zauberwort. Ihr habt die Möglichkeit, mehrere Fotos hochzuladen. Nutzt das! Zeigt euch! Und das nicht nur in derselben Pose und in denselben Klamotten. Es ist gerade Wiens-Zeit? Super! Ein Foto in Lederhose. Es ist Sommer und ihr seit am See? Klasse! Wieder ein Foto! Ein Business-Meeting? Foto! Ihr geht aus und habt euch schick gemacht? Foto! Wie alle anderen Menschen auch, habt auch ihr verschiedene Seiten an euch. Zeigt sie! Ihr werdet staunen, wie gut das ankommt.

Oberkörper-Frei

Was ich inzwischen mehr oder weniger mit Entsetzen feststelle ist der Trend zu oben-ohne-Fotos bei den Herren der Schöpfung. Ok, einige sind ja vielleicht recht nett anzusehen, aber mal ehrlich: Was soll das?

Ihr seid stolz auf euren muskelbepackten, tättowierten Oberkörper? Ok, kann sein. Aber was um alles in der Welt hat so ein Foto in eurem Dating-Profil zu suchen?

Ihr sucht einfach nur einen One-Night-Stand? Wollt einfach nur Spaß haben? Ok, dann ist das vielleicht genau das richtige Foto dafür.

Sucht ihr was ernsthaftes? Etwas Langfristiges? Eine feste Beziehung? Dann könnt ihr euch solche Fotos auf eurem Profil getrost sparen. Denn auch wenn wir Frauen solche Fotos gerne ansehen, bei der Suche nach einer langfristigen Beziehung schrecken sie doch mehr ab als sie anlocken.

Frau stellt sich dann automatisch diewiweiw Frage: Warum hat er es nötig, mit seinem Body Werbung zu machen? Wen will er damit ansprechen? Ist er ein oberflächlicher Typ?

Sicher gibt es auch genug Frauen, die genau so jemanden suchen. Die mehr Wert auf Äußerlichkeiten legen, als auf die inneren Werte. Solltet ihr genau so jemanden suchen, wünsche ich euch natürlich auch nur das Beste. Jedem das seine, sag ich da nur.

An alle anderen: Überlegt euch, wen sucht ihr genau? Was sucht ihr genau? Und dann denkt darüber nach, ob ein oben-ohne-Foto wirklich nötig ist.

Ihr wollt es posten, weil es ein hartes Stück Arbeit war, einen solchen Körper zu bekommen? Verständlich. Aber glaubt mir, eine Frau erkennt einen gut trainierten Body auch ohne ihn gleich nackt vor sich zu sehen. Und diesen Körper auszupacken und zu erkunden macht doch viel mehr Spaß, als von vornherein schon genau zu wissen, was einem geboten wird.

Nahaufnahmen

Manches mal erschrickt man auch fast, wenn man durch die verschiedenen Profile stöbert. Klebt da doch einer direkt auf der Kameralinse. Sowas nennt sich Nahaufnahme und gibt detailgetreu und extra scharf wieder, was sich alles im Gesicht befindet. Von den schönen und markanten Merkmalen wie Augen, Nase und Mund, nur leider eben auch die weniger schönen Dinge wie Nasenpopel, Essensreste zwischen den Zähnen usw.

Aus diesem Grund: Augen auf bei Nahaufnahmen. Im wahrsten Sinne des Wortes.

Fotos vom Profi

Natürlich gibt es auch die Möglichkeit, Fotos vom Profi machen zu lassen. Ein Fotograf weiß, wie er euch ins beste Licht setzt. Aber auch diesbezüglich gibt es etwas zu beachten.

Handelt es sich um schwarz-weiß-Aufnahmen, sollten diese nicht zu dunkel sein und nicht zu viele Schatten auf euer Gesicht werfen. Schließlich will Frau euer Gesicht sehen.

Auch sollten die Profi-Fotos nicht gestellt oder künstlich wirken.
Lasst euch ablichten, wie ihr wirklich seid. Nicht, wie ihr gerne wärt.

Gleiche Fotos auf mehreren Profilen

Solltet ihr zu den Personen gehören, welche gleich mehrere Profile bei derselben Dating-Site, Single-Börse oder Chat-Site habt, dann solltet ihr beachten, unterschiedliche Fotos bei den verschiedenen Profilen zu verwenden. Ansonsten werdet ihr bei eurem „Doppelleben" schneller ertappt, als euch lieb ist. Ganz abgesehen davon, dass ihr damit schnell als Fake und unehrlich verschrien seid.

Als allgemeiner Tipp für eure Fotos:

Macht am besten ein paar Probefotos. Schaut sie euch dann in Ruhe durch und sucht euch das aus, welches euch am besten gefällt. Egal ob von vorn, von links oder von rechts. Jeder Mensch hat eine Schokoladenseite. Man muss sie nur finden.

Und vor allem: Je besser euch selbst das Foto gefällt, desto positiver ist auch eure Einstellung. Und desto authentischer seid ihr. Und das kommt dann auch so auf euren Fotos rüber.

Genau genommen kann man das ganze Profil- und Foto-Tamtam mit Werbung vergleichen. Ihr wollt ein Produkt an den Mann... oder besser gesagt an die Frau bringen. Das Produkt seid ihr selbst. Die Online-Singlebörse ist euer Werbeschauplatz. Euer Profil ist eure Werbung. Eure Profil-Bilder sind eure optische Werbung, euer erster Eindruck, euer Lockmittel.

Es heißt, es gibt keine zweite Chance für einen ersten Eindruck. Beim Online-Dating kann ich dieser Aussage nicht zu 100 % zustimmen. Ich persönlich denke, beim Online-Dating gibt es zwei Arten des ersten Eindrucks.

Der 1. erste Eindruck ist euer Profilfoto.
Euer Profilfoto ist das erste, was die holde Damenwelt von euch auf diversen Rating-Portalen, Chat-Seiten etc. sieht. Somit ist euer Profilfoto der entscheidende Punkt, ob Frau sich euer Profil ansieht oder nicht.

Sollte euer Foto sie ansprechen,D wird sie euer Profil anschauen. Sollte auch dieses sie ansprechen, wird sie mit euch in Kontakt treten... oder antworten, solltet ihr sie zuerst angesprochen haben.

Der 2. erste Eindruck findet beim Date statt.
Also zum Zeitpunkt des ersten realen Aufeinandertreffens.

Vielleicht habt ihr es selbst schon einmal erlebt, sei es privat oder beruflich. Ihr „kennt" jemand nur vom E-Mail-Kontakt oder telefonischem Kontakt. Habt vielleicht mal ein Foto der Person gesehen oder deren Stimme gehört. Und schon da hat sich in Sekundenschnelle ein 1. erster Eindruck in euch manifestiert. In kürzester Zeit habt ihr unbewusst entschieden, ob euch die Person sympathisch ist oder nicht.

Und irgendwann habt ihr die Person dann real gesehen, bei einem privaten Treffen, einem Business-Meeting oder sonstwo.

Und genau dann habt ihr den 2. ersten Eindruck erlebt. Den Augenblick, in dem ihr die Person das erste Mal real gesehen habt.

Und? Seid ehrlich, hat sich euer 1. erster Eindruck immer bestätigt? Oder war dann doch ein Unterschied bemerkbar zwischen dem ersten Eindruck vom Foto und dem ersten Eindruck in real? ;-)

Da es hier jedoch um Online-Dating geht, ist das Foto als 1. erster Eindruck umso wichtiger. Denn beim Online-Dating zählen keine Fakten aus dem Geschäftsleben, mit denen ihr überzeugen könnt. Es zählen keine Statistiken, Berichte oder Probearbeiten.
Es zählt allein euer Profilfoto als allererster Eindruck. Damit müsst ihr überzeugen. Damit müsst ihr neugierig machen.

Klingt kompliziert? Nein. Ehrlich gesagt klingt es schwieriger als es ist.

Natürlich kommt es auch auf den Typ Frau an, den ihr sucht bzw. auf das Endergebnis, welches ihr sucht.

Sucht ihr eine Frau für eine langfristige Beziehung? Dann richtet euer Foto danach aus.

Sucht ihr eine Frau für eine schnelle Nummer, einen ONS oder Affäre? Dann wird sie auf andere Fotos ansprechen als eine Frau auf der Suche nach einer ernsthaften Beziehung. Denkt darüber nach.

Der Nickname

Egal ob Online-Singlebörse oder Chat-Seite, wer dabei sein will, braucht einen Nickname.

Nickname

Unter **Nickname** (englisch für *Spitzname*, oft kurz **Nick**) versteht man im heutigen deutschen Sprachgebrauch einen meist kurzen Namen, den ein Benutzer in der Regel über längere Zeit im Internet oder auf LAN-Partys benutzt. Er dient meist zur Anmeldung auf ein Benutzerkonto und erfordert eine Registrierung.
Quelle: Wikipedia.de

Und, wie sollte es auch anders sein, kann man auch beim Thema „Nickname" schneller in ein Fettnäpfchen treten, als einem lieb ist.

Mal ehrlich liebe Männer, glaubt ihr wirklich, ein Nickname mit „Süßer", „Geiler", „Reicher" oder „Sexy" vorne dran lockt auch nur einigermaßen anständige Frauen an? Wohl eher nicht.
Seid ihr auf der Suche nach einem One-Night-Stand oder einer Affäre, mag das vielleicht wirken, aber auf der Suche nach einer ernsthaften Beziehung, ist so ein Nickname nicht die beste Wahl.

Abgesehen davon weckt ein solcher Nick auch Erwartungen, egal ob bewusst oder unbewusst. Seid ihr sicher, diese Erwartungen erfüllen zu können und zu wollen?

Oft findet man als Nickname auch schlicht eine Kombination aus dem echten Vor- und Nachnamen des Profilinhabers. Eine einfache Variante, aber definitiv nicht die sicherste.

Ihr solltet bedenken, dass somit jede Person auf dieser Dating- oder Chat-Seite euren richtigen Namen kennt. Noch dazu mit einem Foto von euch. Dazu besteht keine Notwendigkeit und als sicher oder die Privatsphäre schützend ist ein solcher Nick absolut nicht anzusehen.

Kapitel II:

Beuteschema

Natürlich hat jeder Mensch auf Partnersuche Wünsche und Vorstellungen. Nennen wir es: ein Beuteschema.

Und genau dieses Beuteschema ist es, was uns oft daran hindert, auch mal über den Tellerrand zu schauen und auch die Personen außerhalb unseres Beuteschemas zu beachten.

Überlegt doch mal, wie viele tolle Bekanntschaften, Flirts oder vielleicht sogar Beziehungen ihr verpasst habt, nur weil die Person nicht blond war oder keine grünen Augen hatte?

Mein Tipp an alle, männlich wie weiblich, vergesst euer Beuteschema!

Lasst euch überraschen! Seid offen für neues!

Man weiß nie, wo die Liebe hinfällt. Amor hat keine Regeln. Sein Pfeil richtet sich nicht nach Haut- oder Haarfarbe, nicht nach Augenfarbe, Größe oder Gewicht. Und auch nicht nach Einkommen oder Prestige.

Entscheidet nicht ausschließlich nach eurem Verstand... ok, komplett ausschalten solltet ihr ihn aber auch nicht..., hört auch auf euer Bauchgefühl und auf euer Herz.

Bestandsaufnahme

Wichtig ist auch eine ehrliche Einschätzung von euch selbst. Sozusagen eine Bestandsaufnahme.

- Wer seid ihr?
- Wie seid ihr?
- Was sucht ihr?
- Was macht ihr gerne?

Das könnte zum Beispiel so aussehen:

- Nickname, Alter, evtl. Wohnort oder Region
- Treu, ehrlich, humorvoll, zuverlässig, chaotisch, liebevoll, kommunikativ usw.
- Langfristige Beziehung, neue Bekanntschaften etc.
- Ins Kino gehen, klettern, schwimmen, surfen, Freunde treffen usw.

Bei den Angaben wie Größe, Gewicht etc. ist wichtig, seid ehrlich. Auch zu euch selbst. Ihr tut weder euch noch anderen einen Gefallen, wenn ihr bei diesen Angaben schwindelt.

Ihr werdet sehen, macht ihr euch darüber Gedanken, bevor ihr online euer Profil ausfüllt, geht das alles viel schneller, einfacher und vor allem überlegter. Und meine persönliche Meinung: Je ehrlicher ihr dabei seid, desto größer ist die Chance, genau den Menschen zu finden, den ihr sucht. Und auch: Je ehrlicher ihr bei eurem Online-Profil seit, desto entspannter wird auch das Date.

Kapitel III:

Zusammenfassung Don'ts

Nun kommen wir zur Zusammenfassung der Don'ts. Ich selbst bin ein Fan von Notizzetteln und Listen. Mit Notizzetteln tu ich mich hier im Buch schwer, also gibt's eine Liste.

- Kein Sparen am falschen Ende. Premium-Mitgliedschaft lautet das Zauberwort.
- Keine Baby- oder Checker-Slang-Sprache.
- Keine Übertreibungen bei den Angaben im Profil.
- Keine Untertreibungen bei den Angaben im Profil.
- Keine Duckface-Fotos, keine von unten oder von oben gemachten Fotos.
- Keine Kinder mit auf den Fotos.
- Keine Tiere mit auf den Fotos.
- Keine fremden oder ungefragten Personen auf den Fotos.
- Keine falsch gedrehten Fotos.
- Keine Extrem-Posing oder Posings, die nicht zu eurem Typ passen.
- Keine „kostümierten" Fotos oder ungeprüfte Nahaufnahmen.
- Nicht durch etwaige Rückschläge entmutigen lassen.
- Keine Selbstzweifel. Ihr seid toll, so wie ihr seid!

Zusammenfassung Do's

Hier nun, das Beste zum Schluss, die Zusammenfassung der Do's.

- Investieren in die Partnersuche.
- Normale Erwachsenen-Sprache mit korrekter deutschen Rechtschreibung
- Ehrlichkeit
- Macht Test-Fotos und sucht euch das heraus, welches euch am besten gefällt.
- Beachtet die Hintergründe auf euren Fotos.
- Lasst ihr Fotos machen, achtet auf ordentliche Kleidung, in der ihr euch wohl fühlt.
- Augen zeigen.
- Wollt ihr unbedingt mehrere Profile gleichzeitig beim selben Anbieter haben: achtet auf unterschiedliche Fotos.
- Normaler und/oder witziger Nickname, der zu euch passt.
- Über den Tellerrand schauen. Weg vom eingefahrenen festgelegten Beuteschema. Seid offen für neues.
- Ehrliche Bestandsaufnahme.
- Nehmt die Partnersuche, Single-Börsen, Chats etc. nicht zu ernst und habt Spaß dabei.
- Seid selbstbewusst. Ihr seid toll, so wie ihr seid!

Ihre Seite im Buch

Platz für Deine ganz persönlichen Erlebnisse.